DES AFFECTIONS CARDIAQUES

D'ORIGINE RHUMATISMALE

TRAITÉES

AUX EAUX D'AIX-LES-BAINS (Savoie)

PAR

Le Docteur L. BLANC

Médecin Inspecteur des Eaux d'Aix,
Chevalier de la Couronne d'Italie,
Médecin de l'Hôpital thermal,
Médecin de l'Asile Évangélique (Hôpital Anglo-Français),
Membre du Conseil d'Hygiène de la Savoie,
De la Société Médicale de Chambéry,
Membre correspondant de la Société d'Hydrologie de Paris,
et de la Société Médico-Pratique de Paris,
Etc., etc.

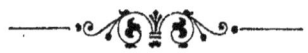

PARIS
ADRIEN DELAHAYE & ÉMILE LECROSNIER
éditeurs
Place de l'Ecole de Médecine

AIX-LES-BAINS
Antoine BOLLIET
libraire
54, Place Centrale, 54

Aix-les-Bains. Imprimerie A. GÉRENTE, rue de Genève.
1886

DES

AFFECTIONS CARDIAQUES

AUX

Eaux d'Aix-les-Bains

DES AFFECTIONS CARDIAQUES

D'ORIGINE RHUMATISMALE

TRAITÉES

AUX EAUX D'AIX-LES-BAINS (Savoie)

PAR

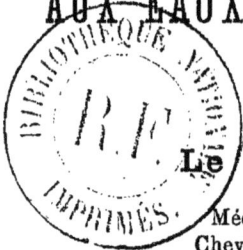

Le Docteur L. BLANC

Médecin Inspecteur des Eaux d'Aix,
Chevalier de la Couronne d'Italie,
Médecin de l'Hôpital thermal,
Médecin de l'Asile Évangélique (Hôpital Anglo-Français),
Membre du Conseil d'Hygiène de la Savoie,
De la Société Médicale de Chambéry,
Membre correspondant de la Société d'Hydrologie de Paris,
et de la Société Médico-Pratique de Paris,
Etc., etc.

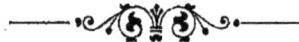

— ·•≈✦≈•· —

PARIS		AIX-LES-BAINS
ADRIEN DELAHAYE & ÉMILE LECROSNIER		Antoine BOLLIET
éditeurs		libraire
Place de l'Ecole de Médecine		54, Place Centrale, 54

Aix-les-Bains. Imprimerie A. Gérente, rue de Genève.

1886

DES AFFECTIONS CARDIAQUES

D'ORIGINE RHUMATISMALE

Traitées aux Eaux d'Aix-les-Bains

En parcourant les nombreux ouvrages qui ont été publiés sur les maladies du cœur, on est surpris de ne trouver aucune indication des eaux minérales dans le traitement de ces maladies ; cette lacune regrettable tient à deux causes principales : la première, celle qui, *a priori*, éloigne toute idée d'intervention dans une station thermale est que les malades affectés d'une maladie du cœur invétérée se trouvent mal de tout traitement qui a la chaleur comme premier principe.

Cette raison qui est vraie pour les cas où cette maladie est ancienne, où les lésions sont accompagnées de désordres importants dans les organes essentiels de la vie, tels que le poumon, le foie, les reins, etc., et surtout pour les cas où la maladie est d'origine endartéritique perd de sa valeur quand les lésions sont tout-à-fait à leur début, qu'elles ne s'accompagnent pas de troubles fonctionnels graves et quand leur origine est manifestement endocarditique.

La seconde raison, celle sur laquelle nous appelle-
rons surtout l'attention, est, qu'on a tenu un trop grand
compte de la lésion elle-même, sans attacher assez
d'importance à la cause productive de la lésion, c'est-à-
dire la diathèse ; or, ici la diathèse joue le rôle principal,
étant donné comme tout le monde le sait, que la moi-
tié des affections cardiaques a pour origine le rhumatisme qui ne peut être bien modifié et guéri que par ces
mêmes eaux thermales, en général si redoutées des pra-
ticiens dans les affections cardiaques.

Or, comme l'a si bien dit Maurice Reynaud, « le pro-
pre des diathèses, et spécialement de la diathèse rhumatismale, c'est de procéder par attaques et comme par
poussées successives, dont chacune ajoute son contingent de lésions au reliquat de celles qui le précédent
et trop souvent laisse après elle à son tour une empreinte
ineffaçable. Dans l'intervalle des attaques, les produits
morbides de la période aiguë s'organisent, le travail
pathologique commencé au milieu du tumulte des ac-
tions fébriles se continue silencieusement, et tandis que
rien ne décèle à l'extérieur un trouble quelconque, la
maladie poursuit son œuvre souterraine. »

Cette action mécanique progressive a été avec juste
raison comparée à la formation progressive des cors qui
se reproduisent, alors même que la cause du début a disparu, comme par habitude acquise. Cette action continue
ne peut être arrêtée que si la cause qui l'a produite est
elle-même modifiée ou arrêtée. Ainsi donc, de quelque
côté qu'on se retourne, qu'on s'adresse à la cause productive, la diathèse, où à la cause mécanique, on ne

pourra espérer améliorer, ou même plus, arrêter la maladie du cœur, que quand on aura guéri la diathèse elle-même.

Certes en parlant des causes de l'origine des maladies cardiaques, je ne voudrais pas laisser croire à la possibilité trop grande de la guérison de ces maladies ; mais si l'on considère qu'un malade rhumatisant dont le cœur a été touché une première fois doit passer par ces périodes successives dont j'ai parlé précédemment, on ne sera pas étonné, si, avec des observations à l'appui, on puisse venir affirmer avec toute l'autorité que donne une expérience de plusieurs années, que non seulement on peut arrêter et même guérir certaines maladies du cœur à leur début, mais encore qu'il y a inconvénient et même danger à ne pas employer le traitement thermal à la période où ce traitement peut avoir une efficacité sérieuse.

Depuis quelques années des efforts ont été tentés pour démontrer cette nécessité de l'intervention des eaux minérales thermales dans le traitement des maladies du cœur.

Déjà en 1867, le docteur Vidal dans son rapport sur les eaux d'Aix, disait: « L'endocardite supporte bien la douche générale qui peut être portée à 15, mais très mal le bain. » Depuis, dans plusieurs publications, il a affirmé l'utilité de la cure d'Aix dans le traitement des affections cardiaques d'origine rhumatismale. Même affirmation a été faite par les médecins qui ont écrit sur Aix depuis cette époque, Bertier fils, Brachet, Max. Legrand, Macé, Cazalis. Dans mon rapport médical sur les eaux d'Aix en 1881, je citais les bons résultats obtenus par les eaux d'Aix dans certaines affections cardiaques.

En 1877, le docteur Dufresne de Chassaigne, inspecteur des eaux de Bagnols, publiait un mémoire intitulé : « *Du traitement et de la guérison de l'anévrysme du cœur aux eaux de Bagnols-Lozère* (1). En 1883 et 1885, le docteur Coulomb publiait deux mémoires *(Les asystoliques à Bagnols-les-Bains. — Les cardiaques à Bagnols-les-Bains)* », qui contiennent des observations bien étudiées de cardiaques améliorés et guéris à cette station.

Ces deux mémoires provoquaient une discussion à la Société Médicale de Lyon, séance du 21 mai 1883, dans laquelle MM. les professeurs B. Teissier et Rambaud affirmaient la réalité des bons résultats obtenus.

Malgré ces affirmations, malgré ces essais, les traités classiques sur les maladies du cœur restent muets sur l'emploi des eaux thermales dans ces maladies.

Seul le docteur Constantin Paul dans son livre sur le traitement et le diagnostic des maladies du cœur s'exprime ainsi sur l'emploi des eaux thermales : « Les malades atteint d'une lésion du cœur peuvent-ils trouver quelque bien à certaines stations d'eaux minérales ? A en croire la plupart des médecins des eaux, il n'y en aurait pas, et l'on voit presque toutes les brochures indiquer que les stations qu'elles vantent sont bonnes pour

---

(1) La composition des eaux de Bagnols se rapproche beaucoup de celle des eaux d'Aix.

tout, mais qu'il ne faut pas y envoyer les maladies du cœur. Ceci est une erreur ; il y a des eaux minérales qui sont très utiles à ces malades. Mais il faut s'entendre, si l'on vient à demander qu'elle est l'eau minérale qui fera dissoudre des adhérences péricardiques, des végétations valvulaires, des cicatrices rétractées, l'athérome du cœur ou des artères, la dégénérescence de l'un ou des autres ; il n'y en a pas ; mais si l'on veut bien considérer que, dans le traitement des maladies organiques du cœur, il faut songer surtout à supprimer les lésions qui constituent un obstacle à la circulation et un surcroît de travail pour le cœur, c'est une autre affaire : nous avons vu que l'hydrothérapie faite avec soin et que même l'étuve n'était pas inutile aux cardiaques ; il est donc permis de chercher si les pratiques hydrominérales ne pourraient pas convenir également. »

En venant apporter mon contingent d'observations à l'étude de cette question si délicate, je crois rendre service non seulement aux malades qui peuvent être guéris, mais encore aux médecins trop effrayés par l'idée d'une intervention active hydro-thermale toutes les fois que le cœur est en jeu.

Je l'ai dit, ce qui éloigne surtout le médecin de toute intervention thermale dans les maladies du cœur, c'est qu'il est reconnu d'une façon manifeste que l'eau chaude en augmentant la fluxion du sang vers les capillaires, d'une part, augmente la fréquence et la violence des battements du cœur, et d'autre part, comme conséquence immédiate, facilite les congestions du côté du cœur, du foie et de la rate.

Si même on va plus loin, ce traitement thermal employé d'une façon inopportune ou intempestive peut amener ces accidents de mort subite, fréquents dans les affections cardiaques, de nature endartéritique, ou celles où des dépôts plastiques peuvent être entraînés dans le torrent circulatoire et de là dans les organes essentiels de la vie.

Il est donc de la plus grande importance de tenir compte des deux faits suivants :

1° L'emploi judicieux et raisonné de la méthode hydrothermale à employer.

2° Le choix des malades eux-mêmes aptes à supporter et à requérir le traitement thermal.

Un exposé rapide des méthodes balnéaires que nous employons chez les malades atteints d'affections cardiaques est nécessaire pour bien faire comprendre au médecin que s'il n'a pas toujours le bonheur de pouvoir guérir son malade, par le fait du traitement, il aura, au moins, la certitude de ne pas l'exposer à un danger immédiat.

L'Etablissement thermal d'Aix est adossé à une colline ; il est composé de trois étages superposés recevant l'eau de réservoirs placés au-dessus de l'établissement thermal et dans l'établissement lui-même ; il s'en suit que suivant l'étage l'eau arrive avec une pression qui ne varie jamais et qui est en rapport même avec la hauteur de l'étage (14 mètres pour la partie inférieure, sousbassement); 8 mètres pour la partie médiane et 4 mètres pour l'étage supérieur (division des Princes-Neufs), il en résulte, dis-je, une première indication, c'est-à-dire, que toutes les fois que le cœur sera en jeu, la division choisie sera celle où la pression sera la moins forte. De plus, dans chaque cabine, parmi les nombreux appareils qui constituent la douche d'Aix, il en est toujours deux qui sont d'un usage constant et sont tout particulièrement utilisés.

1º Le grand jet, dit jumelle, qui reçoit l'eau avec toute sa pression.

2º La boîte de mélange placée à hauteur d'un mètre 65, et qui sert à distribuer l'eau sur le malade avec cette pression toujours constante de 1 mètre 65.

Dans les deux appareils, l'eau chaude et l'eau froide peuvent être mélangées suivant l'indication absolue du médecin ; une fois le mélange fait, il reste invariable par le fait de la grande capacité des réservoirs et du volume d'eau considérable de nos deux sources thermales.

Les cabinets dans lesquels ces appareils ont été placés sont larges, élevés et communiquent dans leur partie supérieure avec les couloirs et reçoivent ainsi un air continuellement renouvelé.

Cet air est lui-même chauffé par le fait de la situation de ces douches sur un des réservoirs des sources thermales. Il s'en suit que malgré cette aération, nécessaire pour des malades qui respirent souvent mal, ceux-ci ne sont pas exposés aux refroidissements si dangereux aux rhumatisants cardiopathes.

La seule objection que l'on pourrait faire à cette partie de l'Etablissement, c'est qu'elle est située à la partie la plus élevée, inconvénient sérieux pour des cardiaques que le moindre effort d'ascension fatigue. Il est facile d'y remédier en prenant les malades chez eux en chaise à porteurs et les transportant directement dans la douche. Par ce mode de locomotion, on a en plus l'avantage de prévenir toute nouvelle cause de refroidissement.

Dans certains cas, les malades ne peuvent ni supporter la chaise à porteurs, ni monter les deux étages ; d'autrefois il est nécessaire de leur faire prendre un bain de vapeur qui ne se trouve pas dans la division des Princes, citée plus haut ; dans ces cas, les malades peuvent être dirigés dans toute autre partie de l'établissement ; l'attention du médecin et l'habileté du doucheur suppléeront aux imperfections de la douche.

Maintenant que nous connaissons la construction et l'agencement des différents appareils balnéaires, il nous reste à parler de l'application de l'eau thermale sur le malade lui-même.

A part les cas exceptionnels où le malade ne peut s'asseoir, cas, du reste, fort rares, il est assis sur un tabouret, ayant un accoudoir lui permettant de supporter, de préférence, le bras gauche ; immédiatement il reçoit sur tout le corps l'eau thermale arrivant au degré prescrit par le médecin ; l'eau distribuée sur la poitrine et le dos provient de la boîte de mélange, et ne peut jamais avoir une pression supérieure à 1 mètre 65.

L'eau distribuée sur les membres inférieurs provient de la jumelle dont le maximum de pression est de 4 mètres, mais qui est généralement réduite à deux mètres par l'emploi de robinets spéciaux.

Cette eau arrive donc sur le malade comme une nappe, sans choc, sans changement de température et évitant ainsi au malade les impressions trop subites, soit du choc de l'eau, soit de la température chaude ou froide, soit enfin la suffocation produite par l'immersion successive du malade plongé dans un bain.

On voit de suite par cet exposé qu'on a réuni les conditions nécessaires pour éviter au malade les accélérations trop grandes du pouls, les suffocations, les arrêts des battements du cœur qui, en général constituent le danger de l'application du traitement hydro-thermal dans les affections du cœur.

A peine l'eau est-elle arrivée sur le corps du malade qu'elle est accompagnée immédiatement par la main du doucheur ou doucheuse qui pratique un massage général en ayant soin, pourtant, d'éviter la région pré-cordiale et aussi la partie supérieure des poumons, pour éviter les congestions cardiaques et pulmonaires possibles.

A l'agent thérapeutique minéral vient donc se joindre un agent thérapeutique mécanique, l'eau thermale et minérale agit par la minéralisation et la thermalité sur la diathèse rhumatismale, l'agent thérapeutique mécanique agit sur l'ensemble de l'organisme en facilitant et régularisant la circulation, en augmentant la souplesse des membres et des articulations ; en accélérant les excrétions, en remplaçant, en un mot, par un exercice provoqué, l'exercice, marche ou gymnastique, que les malades ne peuvent faire en raison de leur lésion cardiaque et même rhumatismale.

La moyenne de la température employée dans ces cas varie entre 32 et 34 degrés centigrades. La durée d'une douche, qui est ordinairement de 10 à 15 minutes, est pour ces cas spéciaux de 5 à 8 minutes. En général, les malades ne peuvent supporter que trois jours de douche suivis, il est nécessaire de les faire reposer le quatrième jour pour éviter toute excitation.

Quand les malades ont été habitués au contact de l'eau, il leur est alors plus facile de supporter les bains, utiles quelquefois pour combattre la diathèse rhumatismale. Les bains sont alors donnés, mais exceptionnellement, tous les trois ou quatre jours, comme repos de la douche, à la température de 34 ou 35 degrés centigrades, de 20 minutes de durée.

Il est du reste facile de comprendre que tout en prescrivant une grande prudence dans l'administration de la douche, des modifications importantes peuvent à chaque instant être apportées au traitement, suivant la tolérance du malade et les complications qui peuvent surgir.

J'ajouterais enfin que le personnel de l'Établissement thermal, connu depuis longtemps, est choisi avec le plus grand soin, qu'il reçoit une éducation que j'oserais presque appeler médicale, et qu'il offre ainsi toutes les garanties nécessaires pour une administration raisonnée du traitement conforme aux prescriptions exactes du médecin.

En dehors du traitement balnéaire proprement dit, j'ai pour habitude de faire prendre aux malades de 2 à 3 verres d'eau sulfureuse par jour, qui m'ont semblé utiles pour faciliter les résolutions des dépôts plastiques qui ont pu se former, soit sur l'endocarde, soit dans les articulations.

Le premier effet de l'administration de la douche est une légère augmentation du pouls, qui varie de cinq à dix pulsations par minute. Cette augmentation est toute passagère et ne se manifeste que pendant la douche.

Aussitôt le malade replacé dans son lit, le pouls reprend son rythme habituel, et souvent même il y a un abaissement de cinq ou six pulsations par minute. Cet abaissement persiste pendant une heure environ, et comme il ne peut se produire que si le malade conserve un repos absolu, il en résulte qu'il est de toute nécessité de faire transporter le malade dans son lit en chaise à porteurs et ne pas rechercher la réaction par la marche et l'exercice, comme on le fait après un grand nombre de douches.

Quand une douche d'Aix est administrée à un malade rhumatisant, il est de règle, après la douche, de l'envelopper dans une ou plusieurs couvertures appelées *maillot*, de le transporter dans son lit et de le laisser dans ce maillot, pendant 20 ou 30 minutes, de façon à obtenir une sudation abondante.

Cette méthode, nécessaire dans presque tous les cas où le rhumatisme est sans complication cardiaque, deviendrait excessivement dangereuse quand le cœur est malade; dans ce dernier cas, il est nécessaire de faire transporter le malade dans le lit, mais il faut remplacer les couvertures par un simple peignoir de flanelle dans lequel le malade reste en repos après avoir quitté en arri-

vant la couverture qui servait à l'envelopper, pour éviter
le contact du froid. Un repos, au lit, d'une heure au mini-
mum sera nécessaire après l'application de la douche.

Ces prescriptions observées après l'administration de
la douche, il faut y joindre d'une façon énergique encore
celle prescrite à tout cardiopathe, c'est-à-dire, avoir une
vie extrêmement régulière, interdire les ascensions sur
les collines ou montagnes, éviter, s'il s'agit d'enfants,
les jeux bruyants et s'abstenir le plus possible d'assister
aux représentations théâtrales ou autres, qui ont pour
double désavantage de mettre les malades dans un air
confiné et souvent vicié, et d'exposer le cœur à des accidents ou fatigues produites par les émotions théâtrales.

Par toutes ces précautions prises, l'effet du traitement thermal est sédatif. Les expériences qui ont été
faites par mon prédécesseur, le docteur Vidal, ont démontré d'une manière précise cette action sédative de la
douche tempérée d'Aix.

On m'excusera d'être entré dans des détails si minu-
tieux sur le mode d'administration de la douche, sur les
précautions à prendre après cette administration, soit immédiatement, soit dans la journée, mais j'attache à ces précautions une importance capitale; c'est parce qu'elles n'ont
pas été suivies scrupuleusement par les malades que sont
survenus ces accidents, qui ont pu faire des eaux d'Aix
la terreur des médecins toutes les fois que le cœur était
en jeu. Il arrive bien souvent qu'un malade rhumatisant
vient plusieurs années consécutives à nos eaux, dirigé
pour un traitement par un médecin consciencieux; il suit
à peu près chaque année le même traitement, après deux

ou trois ans, le malade croit pouvoir se passer de conseils médicaux, il reprend les traitements primitivement ordonnés et a même une tendance à en augmenter la force et l'intensité, sans se rendre compte que dans l'intervalle des cures le cœur malade a pu voir augmenter sa maladie, et le cœur sain a pu être touché lui-même par la diathèse rhumatismale. On sait, du reste, combien sont indolores les affections cardiaques à leur début ; de là les accidents qu'il faut attribuer au malade par la mauvaise administration d'un traitement.

En effet, malgré toutes les précautions prises, malgré cette sédation produite sur le système circulatoire, les effets primitifs généraux sont les mêmes que ceux qu'on rencontre chez les rhumatisants ordinaires ; la lésion cardiaque est aggravée comme le rhumatisme lui-même l'est au début du traitement.

Cette aggravation se traduit pour les muscles par la douleur, pour les articulations par la douleur et le gonflement, et pour le cœur par une augmentation dans l'intensité des bruits anormaux, quelquefois même par une augmentation sensible des pulsations cardiaques. L'analogie est donc frappante entre les phénomènes qui se passent sur les articulations et ceux qui se passent sur le cœur, rien d'étonnant alors si, par le traitement thermal, on modifie les lésions du cœur, comme on guérit les affections rhumatismales des muscles et des articulations.

Cette excitation dont j'ai parlé est, en effet, passagère, elle dure en général pendant la première semaine du traitement, et, si elle est intense, elle nécessite soit la

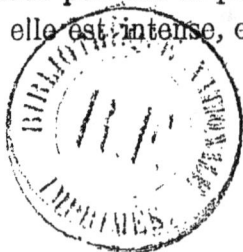

2

suspension momentanée du traitement, soit l'administration d'un sédatif du cœur, le muguet, et surtout la digitale.

Cette augmentation passagère des bruits anormaux du cœur a une très grande importance, elle permet souvent d'établir les diagnostics d'une manière précise. Les bruits anormaux produits par l'anémie, diminuent en général sous l'influence du traitement, tandis que ceux produits par une lésion cardiaque augmentent. D'autres fois, des maladies du cœur, qui jusqu'alors avaient passé inaperçues, sont révélées au médecin, qui pourra alors instituer un traitement en rapport avec la maladie elle-même ; il peut arriver aussi que le médecin éclairé sur la gravité même de la lésion qu'il a à traiter, suspende un traitement dont la continuation serait dangereuse étant donnée la gravité de la maladie. Comme on le voit, dans cette étude du traitement des maladies du cœur par les eaux d'Aix, l'attention du médecin doit toujours être en éveil, aussi bien avant, que pendant la cure thermale.

Par le fait du traitement hydrothérapique général, la circulation a une tendance à s'effectuer d'une manière plus régulière. Les actes organiques de la vie s'accomplissent plus facilement. Les engorgements qui ont pu se produire aux extrémités dans les organes plus profonds ont une tendance à diminuer et les malades se trouvent, par conséquent, dans un état meilleur que celui antérieur à la cure thermale. Si à cette amélioration générale on ajoute la guérison possible de la maladie, c'est-à-dire la cause première des affections cardiaques, on comprendra l'utilité du traitement même en dehors de toute modification de la lésion elle-même. Mais l'expérience m'a démontré qu'à cette amélioration générale pouvait se joindre une amélioration locale, qui, dans certains cas, allait jusqu'à la guérison. Sous l'influence de cette congestion passagère de l'endocarde, ou de toute autre cause qu'il est difficile d'apprécier, les dépôts plastiques qui s'étaient formés sur les valvules se résorbent et de là ces guérisons dont je vais dans un instant citer plusieurs observations. Ces guérisons ne peuvent survenir, comme on le comprend bien, que quand la lésion est de date récente, qu'elle succède à une attaque de rhumatisme aigu ou subaigu, et de là l'indication d'envoyer les malades à une période assez rapprochée de la maladie, productive de la lésion. Attendre trop longtemps avant d'envoyer le malade aux eaux, c'est laisser s'affirmer la maladie avec toutes les conséquences malheureuses qui doivent en résulter.

Dans ces conditions, je crois utile d'envoyer les malades à la station thermale le plutôt possible, soit 25 ou 30 jours après que les accidents aigus ont disparu.

Mais en dehors de ces cas subaigus où les eaux thermales sont indiquées d'une façon absolue, ne serait-il pas possible d'envoyer même les malades dont la maladie du cœur est plus avancée, chez qui les compensations sont incomplètes, mais qui pourtant souffrent plus du rhumatisme que de la lésion cardiarque elle-même.

La réponse ici est difficile à faire : Tous les médecins savent combien les accidents mortels sont imprévus dans les affections cardiaques. La mort subite arrive parfois au moment même où le malade accusait un mieux sensible dans son état.

Ces accidents imprévus peuvent aussi bien arriver dans une station thermale que chez le malade lui-même, et si, dans le second cas, la mort est attribuée à la maladie, dans le premier cas elle est invariablement attribuée au traitement thermal, même si la mort survenait deux ou trois mois après la cure thermale. De là l'hésitation du médecin traitant à envoyer le malade à une station thermale, et l'hésitation encore plus grande du médecin hydropathe à recevoir et à traiter ce malade.

Il est pourtant des cas où le médecin doit passer outre, et le bénéfice que le malade retirera de sa cure thermale le dédommagera amplement des préoccupations qu'il aura éprouvées en prescrivant au malade un traitement énergique.

Cette crainte, cette incertitude, je l'ai éprouvée au début de ma carrière médicale.

Je me souviendrai toujours de l'arrivée à Aix de la malade qui fait l'objet de l'observation numéro 24 ; insuffisance et rétrécissement mitral datant de 5 à 6 ans, irrégularité et faiblesse du pouls, tracé sphymographique montrant la gravité de la lésion, trouble du côté des poumons, légère infiltration des membres inférieurs, rien ne manquait pour interdire tout traitement thermal. Mais, d'une part, cette malade rhumatisante depuis longtemps n'avait confiance qu'à Aix pour améliorer ses douleurs qui ne lui laissaient pas un moment de répit, et, d'une autre part, elle m'était adressée par un médecin des plus attentifs, des plus consciencieux, qui depuis longtemps connaissait l'action et la puissance des eaux d'Aix, le professeur Bouchacourt de Lyon. Ce n'a été qu'encouragé par un juge si compétent que j'ai osé entreprendre une cure thermale avec les précautions citées plus haut. Cette malade est revenue plusieurs années à Aix, et, après chaque nouvelle saison, elle trouvait une amélioration sensible non seulement du rhumatisme, mais encore de l'état du cœur.

La même amélioration a toujours été constatée chez les malades des observations numéros 25 et 26, malgré la gravité et l'ancienneté de la lésion cardiaque.

Aussi ma conviction est faite maintenant, malgré un état assez avancé de la maladie du cœur, quand il n'y a pas de l'athérome et que la maladie est franchement de nature rhumatismale, je ne crains pas de prescrire une cure thermale qui aura pour avantage de guérir ou améliorer le rhumatisme et de diminuer et amoindrir les complications soit thoraciques soit des membres inférieurs. Il est des cas pourtant ou en dehors des lésions graves du cœur, il faut interdire le traitement thermal. Ce sont les cas d'affections cardiaques survenues chez des malades rhumatisants, mais chez qui le rhumatisme n'a pas manifesté sa présence depuis plusieurs années, et qui sont accompagnées de nervosisme, de palpitations plus nerveuses que cardiaques et qui se trouveraient mal de l'excitation générale produite par les eaux qui agissent si manifestement sur le système nerveux.

Dans cet exposé des indications et des contre-indications des eaux thermales d'Aix dans le traitement des affections cardiaques, je n'ai pas parlé de l'action spéciale de l'eau elle-même.

La faible minéralisation de nos eaux ne peut expliquer à elle seule leur action générale. J'ai montré ailleurs combien cette action était manifeste sur la diathèse rhumatismale, et l'expérience de plusieurs siècles a montré qu'elles guérissaient le rhumatisme ; j'en parle seulement pour montrer qu'il ne se trouve pas dans la minéralisation de l'eau un médicament assez énergique pour être une contre-indication à leur administration chez un malade atteint d'une lésion organique du cœur.

Aux ressources hydrothermales citées plus haut, il faut ajouter l'influence du climat. La ville d'Aix est située dans une vallée, à 242 mètres au-dessus du niveau de la mer, elle est entourée de hautes montagnes qui la préservent des vents froids ; la température moyenne au printemps et à l'automne, les deux époques les plus propices pour envoyer les cardiaques à Aix, est de 14 degrés centigrades. Le climat est sédatif et, d'après le docteur Francis, il est tout à fait indiqué aux personnes qui ont des affections de poitrine, poumon, ou cœur. Les promenades aux environs d'Aix sont nombreuses et variées, elles peuvent se faire soit en voiture, soit à pied sans obliger les malades à faire des ascensions ou descentes impossibles à des cardiopathes. Aussi, bien que se trouvant au milieu des Alpes, on évite les inconvénients des hautes régions alpestres et des régions pyrénéennes.

Pendant une période de 19 ans, et sur un nombre total de 2,692 rhumatisants, j'ai eu à soigner 118 malades atteints d'affections cardiaques. Ces rhumatisants se divisent de la façon suivante : 2,458 rhumatismes simples survenus soit d'emblée, soit à la suite de rhumatisme articulaire aigu ou subaigu. 200 rhumatismes chroniques, déformant, fibreux ou osseux, osteo-arthrite déformante, etc., et 33 rhumatismes blennorrhagiques. 104 affections cardiaques appartiennent au rhumatisme simple ; 14 au rhumatisme chronique déformant et 0 au rhumatisme blennorrhagique.

Ces lésions sont ainsi réparties avec les résultats suivantes :

AFFECTIONS CARDIAQUES				guéris.	améliorés.	stationnaires ou inconnus.	décès.
Lésions mitrales..	73	Insuffisance mitrale....	52	15	21	16	
		Retrécissement mitral..	4	0	2	2	
		Insuffisance et retrécissement mitral......	17	1	5	10	1
Lésions aortiques	25	Insuffisance aortique...	7	1	2	4	
		Retrécissement aortique	6	1	3	2	
		Insuffisance et retrécissement aortique....	12	0	4	7	1
Péricardite......	6			2	3	1	
Hyperthrophie du cœur..........	2					2	
Goitre exophtalmique........	2					2	
Divers, diagnostic incertain	10					10	
Total......	118			20	40	56	2

En résumé sur un total de 118 maladies de cœur, 20 ont été guéries, 40 améliorées, 56 sont restées stationnaires, et 2 se sont terminées par la mort. Les deux cas de mort que j'ai observés se sont produits dans des conditions telles qu'elles pourraient, à la rigueur, être exclues d'une statistique comme celle que je donne, si je ne tenais, en les citant, à affirmer une fois de plus la nécessité de la sévérité dans le choix des malades et la sévérité dans le traitement, soit pendant la cure, soit après.

La première malade, âgée de 58 ans, était venue 6 ans auparavant à Aix pour du rhumatisme chronique simple, elle avait suivi un traitement très énergique qui avait presque guéri complètement le rhumatisme. Arrivée à Aix une seconde fois, six ans après, sans consulter de médecin, elle avait pris les douches très fortes de l'enfer, les plus énergiques de l'établissement, et le 4me jour, elle était prise d'une hémorragie cérébrale qui l'emmenait en 3 jours, je ne fus donc appelé qu'à constater la mort. L'état de la malade rendait impossible un diagnostic certain de l'affection cardiaque, mais le diagnostic pût être établi par une lettre de son médecin, que malheureusement elle avait gardée pour elle, sans prendre l'avis d'un médecin de la station.

Le second malade était un ancien habitué d'Aix qui vivait passablement avec son affection du cœur, insuffisance et rétrécissement aortique, qui s'était plusieurs fois trouvé bien de la cure faite à Aix (4 cures). Il vint une cinquième fois, suivit le traitement avec toute la sévérité possible, quitta Aix en bon état et fut rapidement emporté 5 jours après son départ par une congestion pulmonaire, sur laquelle je n'ai pu avoir de renseignements. Il est vrai que le malade quittant Aix à la fin du mois d'août, passa à Genève et Lausanne pour rentrer à Paris. Le temps, qui avait été très beau pendant son séjour à Aix, était devenu subitement pluvieux et froid et il est probable qu'il a pris un refroidissement pendant son court voyage en Suisse.

Comme je le disais, ces deux cas de mort montrent combien il faut être attentif au mode d'emploi du traitement et aux soins à prendre pendant et après la cure thermale.

Un fait digne de remarque dans la statistique présentée, c'est l'énorme prédominance des affections mitrales sur les affections des autres orifices et surtout la fréquence de l'insuffisance mitrale.

Cette fréquence des affections mitrales sur les affections aortiques s'explique facilement :

1o Les affections mitrales sont toutes ou presque toutes d'origine rhumatismale, tandis que les affections aortiques sont souvent d'origine endartéritique ;

2o La plupart des affections guéries appartiennent à de jeunes sujets, et l'on sait combien chez les enfants, la lésion mitrale prime la lésion aortique ;

3o La lésion mitrale qui s'accompagne d'un bruit de souffle de la pointe ou de la région sous-mammaire a un signe certain, la présence du bruit de *souffle* établit le diagnostic. Il n'en est pas de même pour la lésion aortique, surtout quand cette lésion est à son début, le bruit de souffle de la base, s'il n'est pas accompagné d'autres signes, s'il n'est pas manifestement perçu en arrière, ne peut pas être donné comme un signe absolu de la lésion cardiaque, il peut être produit par l'anémie seule qui est la complication presque obligée du rhumatisme simple, suite d'aigu ou subaigu.

Quelque soit du reste l'orifice atteint, on comprend la difficulté du diagnostic, car beaucoup des signes pathonogmoniques font défaut en tout ou partie, en raison même de l'origine récente de la maladie et de son peu de gravité actuelle ; j'ai pourtant insisté sur l'utilité du traitement thermal pour faciliter la précision du diagnostic. Les bruits anémiques diminuent ou disparaissent avec le traitement, tandis que les souffles organiques augmentent d'intensité au début du traitement.

Il est une particularité sur laquelle je crois nécessaire d'appeler l'attention du médecin, et qui pourrait l'induire en erreur en lui faisant croire à une lésion grave du cœur si l'on tient un trop grand compte des signes fournis par le sphymographe.

Sous l'influence du traitement thermal, de la douche surtout, l'impulsion du sang dans les gros vaisseaux est plus soudaine et plus brusque, puis sous l'influence de la distention des petites veines et des capillaires, produite soit par la chaleur, soit par le massage, la dépletion se produit immédiatement et l'on a le pouls et la tention caractéristique de l'insuffisance aortique ; l'ascension est brusque, élevée, la descente est rapide, et des malades dont le cœur est parfaitement sain présentent au sphymographe les caractères caractéristiques de l'insuffisance aortique. Pour éviter l'erreur, il faut examiner les malades au moins 5 heures après le traitement thermal.

Il serait trop long d'énumérer les 118 observations qui font l'objet de ce mémoire ; quelques-unes, choisies parmi celles qui offrent un caractère bien tranché suffiront à montrer l'influence du traitement d'Aix sur les malades atteints d'affections cardiaques.

OBSERVATION I.

Insuffisance mitrale.

Mlle X..., 19 ans. Rhumatisme articulaire aigu, fin décembre 1871, passé à l'état chronique. 6 mois de lit. Trois vésicatoires placés sur la région précordiale pendant l'attaque aiguë, arrivée à Aix, le 9 juillet 1872. Gonflement des petites articulations qui sont tendues, luisantes, commencement de déformation et de déjettement des mains en dehors. Douleur et léger gonflement des grandes articulations ; pouls 88 le matin, 92 à 96 vers les cinq heures. Perte de l'appétit. Marche impossible. Grande faiblesse. Souffle diastolique, base s'irradiant dans jugulaires, anémique.

Souffle systolique aspiratif, maximum d'intensité à 2 centimètres au-dessous du mamelon, s'irradiant dans l'aisselle.

Pointe du cœur. 5^mie espace intercostal.

Pouls régulier, mais palpitations à la moindre fatigue, considérablement augmentées au cinquième jour du traitement.

21 jours de traitement pendant un séjour à Aix de 35 jours. Repart d'Aix sans aucune amélioration, soit du rhumatisme soit du côté du cœur.

L'amélioration commence un mois et demi après la cure thermale. Au mois de janvier, j'ai revu la malade, les gonflements articulaires avaient complètement disparu, la santé était complètement rétablie, plus de palpitations et disparition *absolue* des souffles cardiaques. J'ai revu souvent cette malade ; depuis elle s'est mariée, a eu 3 enfants bien portants et n'a jamais eu aucun symptôme du coté du cœur.

OBSERVATION II.

Insuffisance aortique.

M. X..., 8 ans et demi. Rhumatisme articulaire aigu. Juin 1875, 15 jours de lit ; deuxième atteinte, juin 1876, 17 jours de lit. 2 vésicatoires à la région précordiale, persistance des douleurs rhumatismales articulaires, gonflement disparu.

Saison du 1ᵉʳ juillet au 25, 1876 ; à l'arrivée encore quelques douleurs rhumatismales. Cœur, pointe 5ᵐᵉ espace intercostal. Pouls régulier, plein.

Frémissement cataire manifeste. Souffle doux diastolique, maximum d'intensité 3ᵐᵉ espace intercostal droit (sus-mammaire) s'irridiant dans gros vaisseaux perçu en arrière. Bruit de souffle dans les jugulaires distinct du premier, double souffle dans l'artère crurale. Symptômes considérablement augmentés le sixième jour du traitement.

Au départ, guérison des douleurs, même état du cœur.

Encore quelques douleurs pendant l'hiver, diminution d'intensité des pulsations cardiaques, le malade revient faire une nouvelle cure en 1877, les signes du côté du cœur ont complètement *disparu*, le malade peut courir, jouer, monter sans fatigue aucune.

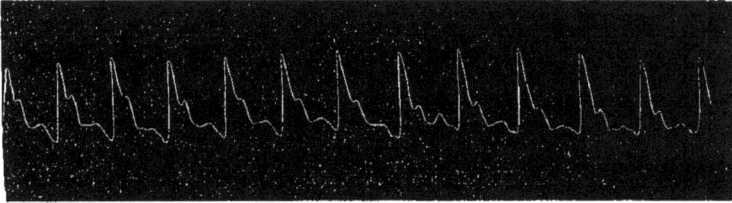

OBSERVATION III.

Insuffisance aortique.

Mˡˡᵉ X..., 14 ans. Rhumatisme articulaire aigu. Juin 1872. Trois mois de lit. Complications cardiaques. Plusieurs vésicatoires sur le cœur. Guérison du rhumatisme, plus de douleurs pendant cinq ans, mais palpitations fréquentes, difficultés de courir, de monter rapidement, epistaxis fréquentes. Nouvelles attaques de rhumatisme articulaire aigu en mars 1877. 2 mois de lit. 3 vésicatoires sur la région précordiale. Troubles graves du côté du cœur ayant donné des inquiétudes pour la vie. Le médecin traitant ayant eu un malade presque complètement guéri d'une affection du cœur à la suite d'une saison faite à nos eaux, envoie le malade à Aix au mois de juin 1877, un mois après la cessation de la crise aiguë du rhumatisme.

A l'arrivée à Aix, quelques douleurs généralisées, anémie assez considérable, transpirations faciles, essoufflement, impossibilité de monter les escaliers, épistaxis fréquentes.

La pointe du cœur bat vers le sixième espace intercostal, la pointe du cœur bat avec force, souffle diastolique à la base se prolongeant dans les gros vaisseaux le long de l'aorte, perçu si fortement en arrière que le cœur semble être refoulé contre les parois postérieures du thorax.

Souffle intense dans jugulaire.

Pouls régulier, petit, dur, 90 pulsations par minute.

Le traitement est mal toléré au début, les épistaxis reviennent plus fréquemment ; digitale pendant 4 jours. La malade repart débarrassée complètement de ses douleurs, elle a repris des forces, elle peut marcher plus facilement, le bruit du souffle a diminué considérablement d'intensité. Quelques douleurs étant revenues pendant l'hiver, la malade revient à Aix, fit deux nouvelles saisons ; son cœur a été tellement amélioré qu'elle a pu se marier, a eu trois enfants bien portants. Elle a été pendant près de 5 ans dans un état de santé tel qu'elle se considérait comme complètement guérie bien que conservant toujours un souffle de la base à peine perceptible.

Malheureusement, nouvelle atteinte de rhumatisme articulaire aigu au mois de mai 1885, avec nouvelle poussée cardiaque. Saison à Aix au mois de juillet 1885, les troubles du côté du cœur ont reparu avec la même intensité, la malade est de nouveau condamnée à une immobilité presque absolue. La cure d'Aix est bien tolérée, les douleurs ont disparu, et la malade m'écrit qu'elle a pu reprendre ses occupations bien que toujours un peu essoufflée.

Cette observation est d'autant plus remarquable qu'on peut assister ici à l'évolution de la maladie du cœur et à l'influence réelle produite par le traitement thermal.

Rhumatisme articulaire aigu en 1872. Cœur atteint à cette première atteinte, 5 ans de repos du rhumatisme, mais les désordres produits du côté du cœur persistent. Nouvelle atteinte 5 ans après, nouvelle poussée du cœur, accompagnée de symptômes graves. La malade vient à Aix, un mois après la cessation des accidents aigus ; sous l'influence du traitement, la nouvelle poussée du côté du cœur s'atténue, se guérit pour ne laisser persister que la lésion ancienne. Les mêmes effets se reproduisent en 1885 après une accalmie de 5 ans.

JUIN 1877.

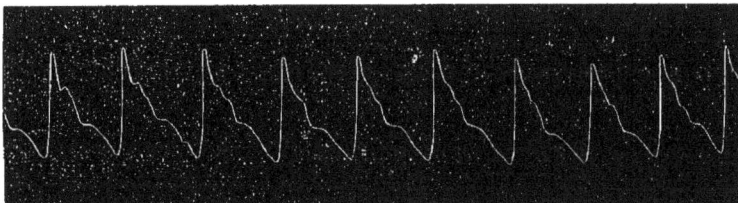

AOUT 1885

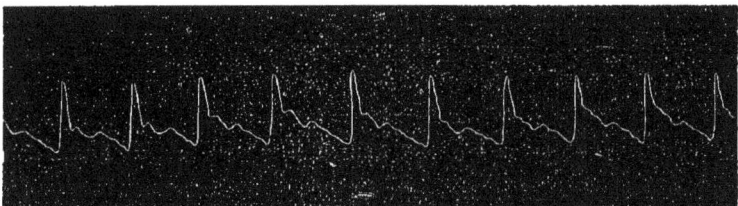

OBSERVATION IV.

Insuffisance mitrale.

M. X., 19 ans. Rhumatisme articulaire sub-aigu au mois de janvier 1877. Deux mois de douleurs siégeant surtout dans les grandes articulations sans changement de couleur des articulations. Difficultés de la marche, mais le malade n'a jamais été obligé de garder le lit. Cet état persiste pendant deux mois et demi. Ce malade arrive à Aix, au mois d'août 1877. Il a encore de temps en temps des douleurs, surtout aux changements de temps, il se plaint aussi de palpitations, de la difficulté de monter les escaliers et d'un malaise général indéfinissable.

Le pouls est régulier, 70 pulsations, rien de particulier. La pointe du cœur bat dans le cinquième espace intercostal, bruit de souffle systolique à la pointe s'irradiant vers l'aisselle, souffle doux à la base, plus fort dans les jugulaires. Le bruit de souffle systolique sous mammaire est sensiblement augmenté les premiers jours de traitement ; ce dernier est, du reste, bien toléré. Le malade repart dans le même état que lors de son arrivée. J'ai l'occasion de le revoir 3 mois après, le rhumatisme et l'affection du cœur sont complètement guéris. J'ai vu ce malade depuis. Il n'a plus souffert soit de son cœur, soit de son rhumatisme.

Ce malade offre ceci de particulier, c'est l'apparition des symptômes du cœur sans rhumatisme aigu antérieur. Les signes fournis par le sphymographe ont été nuls probablement à cause du peu d'intensité de la maladie et de sa date récente.

OBSERVATION V.

Endocardite mitrale.

Mlle G. C..., 18 ans. Rhumatisme articulaire aigu fin janvier 1878. Deux mois de lit, trois vésicatoires sur la région précordiale. Guérison du rhumatisme articulaire aigu, mais persistance de douleurs rhumatismales musculaires et articulaires sans gonflement, faiblesse générale, essoufflement facile. La malade arrive à Aix en juin 1877, deux mois après la cessation des accidents aigus, présentant les symptômes suivants :

Encore quelques douleurs rhumatismales apparaissant surtout aux changements de temps. Paresse générale, difficulté de la marche, ascensions difficiles, quelques épistaxis. Pouls régulier..70 pulsations, rien d'anormal, pointe du cœur, cinquième espace intercostal, souffle sytolique manifeste sous-mammaire s'étendant dans l'aisselle, doux aspiratif.

Souffle diastolique à la base, plus marqué dans les gros vaisseaux. Le traitement est bien toléré, le souffle sus-mammaire disparaît; le souffle sous-mammaire après avoir augmenté d'intensité les premiers

jours diminue, la malade repart d'Aix dans un état parfait de santé.
J'ai eu souvent des nouvelles de cette malade par son oncle médecin, il
n'a plus eu de symptômes du côté du cœur, le souffle systolique de la
pointe a complètement disparu.

Comme pour le malade précédent les signes sphymographiques
avaient été complètement négatifs.

OBSERVATION VI.

Endocardite mitrale.

M. T..., 15 ans. Rhumatisme articulaire aigu, juin 1878, 18 jours
de lit. Endocardite rhumatismale constatée par le médecin, deux vésicatoires sur la région précordiale. Les douleurs persistant après la
cessation des accidents aigus, le malade est envoyé à Aix, vers la fin
du mois de juillet présentant les symptômes suivants :

Santé générale bonne, douleurs rhumatismales musculaires et articulaires généralisées peu intenses — de temps en temps nouvelle
poussée avec léger gonflement articulaire un peu d'essoufflement en
montant les escaliers — pouls et battements du cœur réguliers. La
pointe bat dans le cinquième espace intercostal, souffle systolique
sous-mammaire manifeste, doux s'étendant du côté de l'aisselle, rien
à la base. Le souffle est plus intense au sixième jour de traitement.
Il persiste au départ. Deux mois après, les douleurs et le souffle avaient
complètement disparus. J'ai vu le malade depuis, il est radicalement
guéri.

OBSERVATION VII.

Insuffisance mitrale.

Mlle R..., 15 ans. Père rhumatisant, frère mort d'une affection cardiaque. Rhumatisme articulaire aigu, juin 1876, à la suite d'une
angine coenneuse, deuxième atteinte juillet 1877, toutes deux sans
complications cardiaques. Dernière atteinte 15 février 1878. 40 jours

de durée avec endocardite mitrale. La malade arrive à Aix au commencement de juin 1878, deux mois après la cessation des accidents aigus. Encore quelques douleurs rhumatismales musculaires et articulaires. Essoufflement facile, impossibilité de courir, battements du cœur très violents à la moindre fatigue ; la pointe du cœur bat dans le cinquième espace intercostal, l'impulsion du cœur est assez forte, de temps en temps quelques irrégularités. Souffle systolique sous mammaire s'étendant dans l'aisselle, le souffle est doux, aspiratif, augmenté par le traitement thermal au début. La cure est bien tolérée. La malade repart dans un état satisfaisant, mais le souffle persiste. Encore quelques douleurs pendant l'hiver 1879, mais l'essoufflement a disparu. Le malade revient en 1879, les bruits du cœur sont normaux, absence de bruit de souffle, mais au sixième jour de traitement, léger bruit de souffle systolique à la pointe coïncidant avec une légère poussée de rhumatisme subaigu, repos et digitale. La malade repart guérie de son rhumatisme, le bruit de souffle a disparu, j'ai eu des nouvelles de la malade depuis, elle était complètement guérie.

OBSERVATION VIII.

Insuffisance mitrale.

M. F..., 18 ans. Rhumatisme articulaire aigu à l'âge de 6 ans, deuxième atteinte à 11 ans avec lésion cardiaque, troisième atteinte au mois de décembre 1880. 5 mois de lit, plusieurs vésicatoires sur la région précordiale. Arrivée à Aix le 18 juin 1881, 2 mois après la cessation des douleurs subaiguës ; à l'arrivée, douleurs musculaires et articulaires généralisées, sans fièvre, changeant facilement de place. Palpitations à la moindre fatigue. Anémie. Pouls fréquents, 80 pulsations, quelques irrégularités, en élevant le bras les pulsations disparaissent complètement, frémissement cataire. La pointe du cœur bat vers le huitième espace intercostal, souffle systolique, pointe intense, s'étendant jusque dans l'aisselle, souffle diastolique à la base anémique ; sous l'influence du traitement, les battements du

3

cœur sont plus énergiques, le souffle systolique plus intense, léger réveil des douleurs. Cependant la cure est bien tolérée. Le malade repart considérablement amélioré comme état général. Le souffle anémique a disparu, mais rien n'est changé dans l'état du cœur, les douleurs seules ont un peu diminué. Pendant l'hiver qui suivit, le malade n'eut presque pas de douleurs, les palpitations étaient moins fortes, il put reprendre ses occupations de jardinier. Les douleurs reparaissent au printemps sans forcer le malade à garder le lit. Nouvelle saison à Aix au mois de juin 1882. A son arrivée encore quelques douleurs rhumatismales. Les symptômes du côté du cœur sont les mêmes, pourtant le souffle systolique est moins intense, le malade, du reste, se plaint moins de ses palpitations, il a pu reprendre ses occupations assez pénibles. La cure est très bien supportée. Les douleurs rhumatismales ont été complètement guéries, et si la lésion du cœur trop accentuée n'a pu être guérie, le malade a retiré de la cure un bénéfice assez considérable pour montrer une fois de plus qu'une cure pouvait être suivie avec une lésion cardiaque qui avait pu amener une hypertrophie de près de 3 centimètres.

OBSERVATION IX.

Insuffisance et rétrécissement aortique. Insuffisance mitrale péricardite.

M. P..., 50 ans. Rhumatisme articulaire aigu le 25 mars 1885, suivi de rhumatisme articulaire subaigu. Quatre mois de maladie, avec fièvre, le 11 juin, apparition des premiers troubles du côté du cœur qui deviennent rapidement très intenses et acquièrent leur maximum d'intensité vers le 30 juin. Endocardite et péricardite se traduisant par un bruit de souffle très intense. Souffle systolique de la pointe, souffle diastolique de la base, et double bruit de souffle ou plus tôt de frottement, surtout marqué à la pointe. A ce moment, essoufflement considérable, le malade a été pendant plusieurs jours en danger de mort. Les accidents aigus s'atténuent sous l'influence d'une médication énergique, et le malade est envoyé à Aix-les-Bains, le 10 août 1885, dans l'état suivant : Encore quelques douleurs rhumatismales musculaires et articulaires mobiles dans toutes les articulations, faiblesse générale assez grande, essoufflement facile et palpitations au moindre effort.

La pointe du cœur bat entre les sixième et septième espaces intercostaux, pouls 72, quelques irrégularités, souffle systolique sous-mammaire intense couvrant tout le second silence, s'étendant dans l'aisselle. Souffle diastolique doux à la base, s'étendant dans les gros vaisseaux, pas de souffle carotidien. Si l'on fait asseoir le malade et surtout si on le fait pencher en avant, les bruits cités plus haut sont masqués par un double bruit systolique et diastolique, bruit dur, rapeux dont le maximum d'intensité est à la pointe et provenant évidemment du frottement des deux feuillets du péricarde.

Le traitement est bien supporté, pourtant vers le septième jour, les bruits de frottement augmentant considérablement d'intensité, les battements du cœur étant plus fréquents, j'ai dû suspendre pendant deux jours la cure et administrer un peu de digitale.

Le traitement a été repris et suivi sans aucun trouble jusqu'à la fin ; au départ amélioration considérable de l'état général, disparition des douleurs rhumatismales, diminution sensible du souffle systolique de la pointe et disparition presque complète du bruit de frottements. Au 29 janvier 1886, l'état du malade est le suivant : L'amélioration de l'état général a continué après la cure, absence complète de douleurs rhumatismales pendant l'hiver, le malade a pu reprendre son service et monter un cheval, même assez vicieux. A l'examen du cœur, on constate une hypertrophie notable, la pointe du cœur bat dans le sixième espace intercostal, souffle systolique de la pointe ; souffle diastolique doux de la base, disparition complète du bruit de frottement. Plus d'intermittence du pouls, pas de troubles circulatoires.

La guérison n'a pas été radicale, c'est vrai, mais pouvait-on espérer l'obtenir quand la lésion du cœur avait été assez grave pour produire dès le début une hypertrophie du cœur de plus de 2 centimètres. Les bénéfices obtenus, guérison du rhumatisme, rétablissement de la santé générale, guérison de la péricardite, diminution sensible des signes de la lésion cardiaque, sont assez importants pour permettre de compter cette observation au nombre des bons résultats produits par les eaux d'Aix.

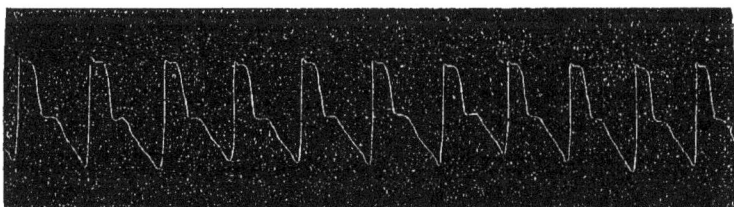

OBSERVATION X.

Mlle P... Claudine, 13 ans 1/2. Deux atteintes de rhumatisme aigu en 1871. Troisième atteinte, février 1873. Complications cardiaques. 2 vésicatoires sur la région du cœur. Saison thermale au mois de juin. Persistance de douleurs rhumatismales. Pouls régulier, la pointe du cœur bat dans le cinquième espace intercostal. Souffle systolique sous-mammaire s'étendant du côté de l'aisselle. Rien à la base. Complètement guéri des douleurs rhumatismales, disparition du souffle.

OBSERVATION XI.

Mlle B..., 17 ans. Rhumatisme chronique simple, d'emblée depuis l'âge de 10 ans, sans attaque de rhumatisme aigu, de temps en temps poussées subaiguës de 7 à 8 jours de durée, n'obligeant pas le malade à garder le lit. Au mois de juin, attaque plus longue, de 15 jours de durée, deux jours de lit ; depuis, un peu d'essoufflement, arrivée à Aix, le 15 juin 1873. Outre les douleurs rhumatismales musculaires et articulaires avec léger gonflement des petites articulations, on constate un bruit de souffle manifeste systolique à la pointe sans autres troubles fonctionnels. Le bruit de souffle est augmenté au sixième jour du traitement. La malade vient trois années de suite à Aix. Dès la seconde année, je constatais la disparition complète du souffle. Guérison de rhumatisme après la troisième année.

OBSERVATION XII.

M. G..., 21 ans. Rhumatisme articulaire aigu en juin 1871, un mois de durée, un vésicatoire sur la région précordiale, traitement thermal au 15 juillet même année, encore quelques douleurs rhumatismales, un peu d'essoufflement, souffle systolique de la pointe sans autres troubles du côté du cœur et de la circulation. Cure très bien tolérée. Deuxième saison en 1872, nécessitée par l'apparition de quelques douleurs pendant l'hiver. Disparition complète du souffle systolique. Guérison des douleurs.

OBSERVATION XIII.

M. P..., 13 ans. Trois attaques de rhumatisme articulaire aigu de un mois de durée chaque, février 1876, juin 1876 et 16 juillet 1876. Trois vésicatoires sur la région précordiale, saison thermale septembre 1876. Quelques douleurs généralisées. Anémie considérable, la pointe du cœur bat dans le huitième espace intercostal, bruits sourds. Souffle systolique intense de la pointe s'étendant dans toute la région sous-mammaire; double bruit de frottement, cuir neuf, dans tout le tiers inférieur du cœur, pouls petit, dépressible, régulier. Malgré la gravité de la lésion, le traitement est bien toléré. Deuxième saison en juin 1877, nécessitée par l'apparition de douleurs pendant l'hiver sans rhumatisme articulaire aigu ; les bruits de frottement ont complètement disparu, la pointe du cœur bat dans le septième espace intercostal, mais le souffle systolique sous-mammaire persiste quoique moins intense. La lésion cardiaque était trop intense pour être modifiée, mais la lésion du péricarde avait été complètement guérie. Le malade avait dû reprendre ses études et ne paraissait pas être gêné beaucoup par l'état de son cœur. J'ai revu ce malade quatre ans après. Son état était sensiblement le même.

OBSERVATION XIV.

M. F.., 18 ans. Rhumatisme articulaire aigu. Avril 1876, deuxième atteinte 1876, troisième atteinte février 1877, 40 jours de lit, deux vésicatoires sur la région précordiale. Saison au mois de juin 1877, deux mois après la disparition des accidents aigus. Encore quelques douleurs rhumatismales musculaires et articulaires, souffle diastolique à la base, plus intense dans les vaisseaux du cou, anémique, souffle systolique de la pointe, doux aspiratif, s'irradiant dans l'aisselle. Augmenté après 6 jours de traitement, pas d'autres troubles cardiaques et circulatoires. Même état au départ, le malade fait une seconde saison en 1878, nécessitée par l'apparition de quelques douleurs rhumatismales articulaires et musculaires, les symptômes du côté du cœur ont complètement disparu.

OBSERVATION XV.

Mlle H..., 13 ans. Rhumatisme articulaire, première atteinte à 12 ans, deuxième au mois de mai 1875, la troisième au mois d'avril 1877. Quatrième au mois de janvier 1878. Cette dernière très intense de 40 jours de durée, avec complication grave du côté du cœur. Saison thermale au mois d'août 1878. A ce moment, encore quelques douleurs rhumatismales, anémie. Souffle anémique de la base et des gros vaisseaux. Souffle systolique intense sous-mammaire s'irradiant dans l'aisselle, palpitations, épistaxis. Cœur et pouls normaux, cependant double souffle crural. Palpitations et souffle systolique sensiblement augmentés par la cure qu'on est obligé d'interrompre à deux reprises. Départ, même état. Nouvelle saison en 1880, 1881 et 1885, plus aucune atteinte de rhumatisme articulaire aigu, disparition presque complète du souffle systolique, qui peut être perçu, mais très faiblement, quand la malade est au quatrième et cinquième jour de la cure thermale.

OBSERVATION XVI.

M. M..., 27 ans. Rhumatisme articulaire à 16 ans, deuxième atteinte au mois d'avril 1880. Cure thermale au mois de juin 1880, un mois après la disparition des accidents aigus. Encore quelques douleurs rhumatismales, palpitations pendant la marche, pourtant au repos pouls régulier ; souffle systolique sous-mammaire. Volume du cœur normal, pas de troubles circulatoires. Souffle augmenté par la cure, même état au départ. Deuxième cure au mois de juillet 1881, disparition complète du souffle systolique.

OBSERVATION XVII.

M. J..., 32 ans. Arthrite et hydarthrose des deux genoux, hiver 1880. Suivi d'une double arthrite sèche avec craquements qui persistent à l'arrivée à Aix au mois de juin 1880. Jamais d'attaque de rhumatisme articulaire aigu. Cependant souffle systolique de la pointe. Doux aspiratif, plus sensible à deux centimètres au-dessous du mamelon et s'étendant du côté droit de la poitrine. Aucun autre trouble fonctionnel du cœur ou de la circulation. Même état au départ. Encore quelques douleurs des genoux pendant l'hiver 1881, saison thermale au mois de juillet même année. Le bruit de souffle cardiaque a complètement disparu.

OBSERVATION XVIII.

M. R..., 27 ans. Rhumatisme articulaire aigu, août 1879, nouvelle attaque de 10 jours au mois de juin 1880. Vésicatoire sur la région précordiale. Saison thermale au mois de juillet 1880. Quelques douleurs rhumatismales, palpitations, souffle systolique, pointe s'irradiant dans l'aisselle. Cure bien tolérée. Encore quelques douleurs pendant l'hiver 1880-81. Deuxième cure au mois d'août 1881. Le souffle systolique a complètement disparu.

OBSERVATION XIX.

Mlle M..., 18 ans. Rhumatisme articulaire aigu au mois de janvier 1881. Sept semaines au lit, deuxième atteinte février 1882. Quelques douleurs rhumatismales généralisées. Anémie, souffle diastolique de la base et des vaisseaux du cou, anémique. Souffle systolique sous-mammaire s'étendant vers l'aisselle, pulsations presque imperceptibles quand le bras est levé, pouls régulier, pourtant palpitation à la moindre fatigue. Souffle systolique considérablement augmenté par le traitement. Même état au départ. Deuxième cure au mois de juin 1883. Le souffle anémique a complètement disparu, disparition aussi du souffle systolique, pourtant le bruit systolique réapparait très faible au sixième jour du traitement pour disparaître de nouveau à la fin de la cure. J'ai eu depuis des nouvelles de la malade; elle jouit d'une parfaite santé.

OBSERVATION XX.

M. M..., 25 ans. Plusieurs atteintes de rhumatisme articulaire aigu. Vers l'âge de 12 à 13 ans une cure à Aix avait fait complétement disparaître les douleurs. Nouvelle atteinte du mois de janvier 1882. 1 mois de lit. Cure thermale au mois d'août 1882. Anémie. Quelques douleurs rhumatismales. Souffle systolique pointe, doux, sans autres troubles fonctionnels, traitement très bien toléré. J'ai revu le malade l'hiver suivant, le bruit de souffle avait complètement disparu.

OBSERVATION XXI.

M. D..., 27 ans. Sciatique rhumatismale très tenace en 1872. Guéri après une cure à Aix. Réapparition de la sciatique en 1878, pendant l'hiver. Accompagnée de quelques douleurs dans les grandes articulations et de palpitations avec un peu de suffocation. Saison thermale au mois de juin. Douleur sciatique gauche intense. Quelques douleurs articulaires dans toutes les articulations. Souffle systolique pointe, s'étendant vers l'aisselle sans autres troubles circulatoires, même état au départ, sciatique guérie un mois après la cure. Le malade ayant eu quelque ressentiment de la sciatique pendant l'hiver 1882-83, vient faire une nouvelle saison au mois de juillet 1883. Le souffle systolique a complètement disparu, le malade m'annonce que les palpitations ont cessé un mois et demi après la cure thermale.

OBSERVATION XXII.

M. Br..., 13 ans 1/2. Rhumatisme articulaire aigu en 1879 et au mois d'avril 1883. Un mois de lit. Complication cardiaque. Saison thermale au mois de juin 1883, 40 jours après la cessation des accidents aigus. Quelques douleurs rhumatismales, musculaires et articulaires, souffle systolique pointe assez intense, plus marqué du côté droit, sensiblement augmenté par la cure. Même état du cœur au départ. Guérison des douleurs ; deuxième cure en 1884, le bruit anormal du cœur a complètement disparu.

OBSERVATION XXIII.

M. Ch..., 15 ans. Trois atteintes de rhumatisme articulaire aigu ; la dernière, il y a 8 mois, de 30 jours de durée avec complication de péricardite et suivie de chorée. Saison thermale au mois d'août 1883. A ce moment hémichorrée gauche. Quelques douleurs musculaires et articulaires. La pointe du cœur bat un peu au-dessous du cinquième espace intercostal, bruits du cœur sourds sans bruits anormaux, bruit de frottement diastolique et systolique plus sensible au niveau du mamelon, bruit disparaissant si le malade est couché au repos complet. Sensiblement augmenté les premiers jours de la cure. Au départ, disparition des douleurs, chorée diminuée, les bruits de frottements ont complètement disparu.

A ces observations qui démontrent que certaines lésions cardiaques peuvent être améliorées et même guéries, surtout chez les jeunes sujets, sous l'influence du traitement thermal, je crois utile d'ajouter les cinq observations suivantes qui montrent l'influence de la cure thermale sur la lésion cardiaque et son influence heureuse sur la diathèse rhumatismale, malgré une complication cardiaque grave :

OBSERVATION XXIV.

Insuffisance et rétrécissement mitral.

Insuffisance aortique

Mme X..., 50 ans. Rhumatisme articulaire aigu, il y a 10 ans avec lésion cardiaque. Nouvelle atteinte aiguë l'année suivante, depuis douleurs rhumatismales constantes très pénibles pendant l'hiver. Douleurs améliorées par deux saisons à Aix, faites sous la direction prudente de notre confrère, le docteur Quioc.

Je vois le malade pour la première fois le 10 juin 1876. Embompoint considérable. Douleurs rhumatismales généralisées musculaires et articulaires très pénibles pendant l'hiver; la malade n'était pas venue à Aix depuis deux ans. Essoufflement facile, impossibilité de monter deux étages, palpitations à la moindre fatigue, toux fréquente, pénible, légère enflure dans les membres inférieurs si la malade reste longtemps assise.

Du côté des poumons, sonorité conservée aux sommets, submatité aux deux bases, quelques râles sibilants et ronflants dans toute la poitrine, plus fixe aux deux bases, toux et expectoration muqueuse assez abondante.

Du côté du cœur. La pointe bat vers le septième espace intercostal bruit de souffle systolique maximum d'intensité 2 centimètres au-dessous du mamelon. Souffle près systolique sous-mammaire, léger souffle diastolique base, frémissement cataire très prononcé, pouls veineux, légère cyanose de la face. Pouls petit, irrégulier, 90 à la minute, rien du côté du foie et des reins.

En face des lésions aussi avancées et si nombreuses, j'hésitais à faire suivre un traitement thermal, et ce n'a été que sur l'insistance de la malade et avec l'appui moral qui m'était donné par mon maître, le professeur Bouchacourt, qui m'avait envoyé cette malade que j'osais prescrire la première douche; le traitement consista en 12 douches prises avec toute la prudence prescrite. Repos tous les 3 jours occupé soit par une douche locale sur les membres inférieurs, soit par des séances d'une demi-heure dans la salle d'inhalation. La malade repartit dans le même état pour les douleurs rhumatismales, mais la respiration était plus libre, les mouvements du cœur étaient moins tumultueux, la malade se sentait mieux à l'aise. L'hiver qui suivit fut relativement bon, les douleurs presque disparues et les complications thoraciques si fréquentes les années précédentes moins fréquentes et surtout d'une durée moins longue.

Depuis, cette malade est revenue à Aix 5 fois en 8 ans, chaque nouvelle saison était accompagnée du même soulagement, de la même amélioration. Elle a été emportée un hiver par des complications thoraciques. Elle n'avait pu venir à Aix l'été précédent. Vu l'état du cœur, la guérison était impossible, mais l'amélioration constante obtenue par la malade était assez importante pour engager le médecin à prescrire la cure thermale, malgré les contre-indications qui semblaient résulter de la lésion cardiaque avancée.

TRACÉ OBTENU EN 1876

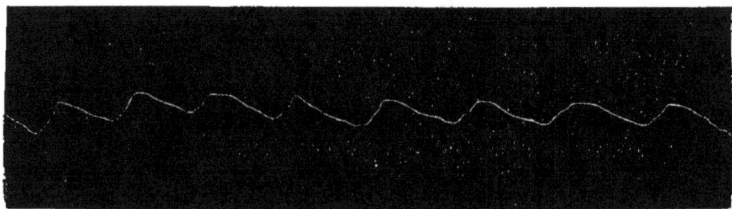

TRACÉ OBTENU EN 1877

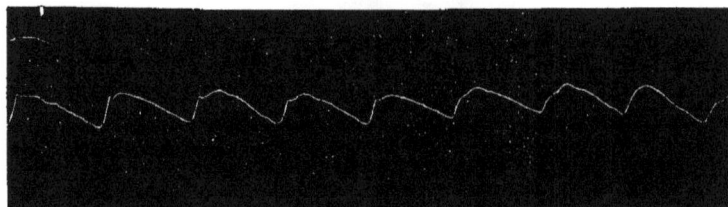

OBSERVATION XXV.

Insuffisance et rétrécissement mitral.

M. M..., 58 ans. Rhumatisme chronique simple, musculaire et articulaire depuis une dizaine d'années sans attaque de rhumatisme articulaire aigu. Venu à Aix pour la première fois au mois de juillet 1873, présentant les symptômes suivants :

Rhumatisme articulaire des grandes articulations avec légers gonflements et craquements articulaires. Douleurs rhumatismales musculaires généralisées; très grande difficulté pour marcher et se servir des membres inférieurs. Depuis 5 ans, essoufflement facile, catarrhe, bronchite, surtout pendant l'hiver, face congestionnée quelquefois léger œdème vers les malléoles.

La pointe du cœur bat dans le sixième espace intercostal, les bruits du cœur sont sourds, profonds.

Souffle systolique de la pointe se prolongeant dans le petit silence, léger bruit de souffle présystolique.

Pouls irrégulier, frémissement cataire.

Malgré la gravité des signes généraux et locaux, le malade est venu quatre ans de suite aux eaux. Chaque nouvelle cure a été suivie d'une amélioration notable du rhumatisme, sans aggravation de son affection cardiaque.

J'ai eu à plusieurs reprises des nouvelles de ce malade. Il souffre toujours de son cœur, mais a une vie relativement agréable étant donnée la disparition des douleurs rhumatismales qui, jointes aux désordres produits par la lésion du cœur rendaient la vie presque insupportable avant l'arrivée à Aix.

OBSERVATION XXVI.

Insuffisance aortique.

Mlle G..., 54 ans. Séjour de plusieurs années en Russie. Rhumatisme chronique simple, articulaire et musculaire depuis 1877. Arrivé lentement, progressivement accompagné dès l'année 1878 de troubles cardiaques, palpitations, essoufflement obligeant même la malade à garder le repos complet au lit. En général amélioré par l'emploi du muguet. La malade vient pour la première fois au mois d'août 1879, présentant les symptômes suivants :

Rhumatisme chronique affectant toutes les articulations, mais surtout les petites articulations, avec léger gonflement et craquements articulaires. Douleurs musculaires généralisées plus sensibles aux variations de température, très pénibles pour la malade, insomnies fréquentes, palpitations, essoufflements à la moindre fatigue, voussure de la région précordiale considérable, la pointe du cœur bat dans le septième espace intercostal ; pouls bondissant, mais dépressible, quelques irrégularités, les battements artériels sont très visibles au cou et à la tête, souffle diastolique, doux sus-mammaire, se propageant du côté de l'aorte, léger bruit systolique de la base.

Double souffle intermittent crural très manifeste.

Etat général bon quoique un peu de pâleur de la face.

En raison de la gravité de la maladie du cœur, le traitement est suivi avec la plus grande prudence. Pendant les 8 premiers jours, je ne prescris que des douches locales sur les membres supérieurs et inférieurs. Le traitement général n'est commencé que le huitième jour. Il est assez bien supporté, pourtant les battements du cœur étant plus fréquents, je prescris un peu de digitale. La malade repart sans aucune aggravation du côté du cœur, et le rhumatisme est tellement amélioré que pendant l'hiver qui suivit elle put reprendre ses fonctions d'institutrice interrompues l'année précédente.

Les douleurs ayant reparu plus intenses au printemps, la malade est revenue trois ans de suite toujours avec un nouveau bénéfice pour l'affection rhumatismale. Et bien que les signes stetoscopiques soient restés les mêmes la malade prétendait que son cœur était amélioré lui-même par la cure thermale.

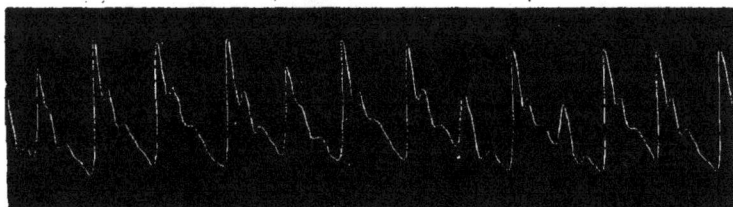

OBSERVATION XXVII.

Rétrécissement et insuffisance de l'orifice aortique

M. M...., 52 ans. Rhumatisme articulaire aigu, mai 1869. Deuxième atteinte septembre 1870. Deux vésicatoires à la région précordiale. Depuis, rhumatisme chronique de toutes les articulations, très sensibles aux changements de temps. Première saison, juin 1877. Douleurs musculaires et articulaires généralisées, légers gonflements des articulations des doigts et des pieds. Gonflements des articulations des genoux avec craquements, peu de déformation. Palpitations, essoufflement, pouls bondissant, régulier, frémissement, cataire.

Pointe du cœur entre le 6me et 7me espace intercostal difficilement limitée.

Souffle diastolique rude, rapeux, sus-mammaire, limité à la région précordiale. Souffle systolique plus doux sus-mammaire, aussi s'étendant vers l'aisselle. Les bruits normaux sont en partie couverts par ces deux bruits. La cure thermale est bien tolérée. Le malade revient à Aix trois fois en 4 ans. Aucun changement dans l'état du cœur, mais, le rhumatisme étant guéri, sans que les troubles du cœur aient augmenté, il n'a qu'à se louer d'un traitement thermal, que la gravité de sa légion cardiaque semblait coutre-indiquer.

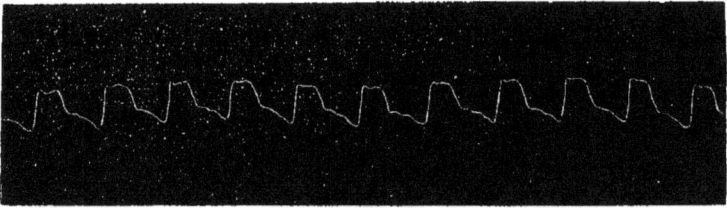

OBSERVATION XXVIII.

Insuffisance mitrale.

Mme de C..., 52 ans. Rhumatisme articulaire aigu à 32 ans ; nouvelle atteinte à 41 ans avec complications cardiaques, vésicatoire à la région précordiale. Depuis cette époque essoufflement, quelques douleurs rhumatismales, musculaires et articulaires ; à cause de l'affection cardiaque, la malade n'est pas envoyée à Aix. Mais les douleurs augmentant d'intensité d'année en année, et les articulations se déformant, la malade nous est adressée dans l'état suivant :

Rhumatisme chronique simple généralisé, musculaire et articulaire, léger gonflement des grandes articulations, craquements articulaires. Essoufflement, ascension impossible. Du côté du cœur, pouls 66 irrégulier, petit, dépressible. Pointe septième espace intercostal. Choc du cœur violent, frémissement cataire très marqué.

. Souffle systolique intense, maximum d'intensité 3 centimètres au-dessous du mamelon couvrant tout le premier bruit, s'entendant même pendant le petit silence. Pouls jugulaire très manifeste. Congestions pulmonaires, fréquentes pendant l'hiver, souvent un peu d'œdême des malléoles.

Le traitement fait avec lenteur est bien toléré, cependant je suis obligé de l'interrompre vers le sixième jour et de donner un peu de digitale.

La malade repart très améliorée comme état général, mais les douleurs et les troubles du cœur sont les mêmes.

Trois mois après la malade m'écrit qu'elle est considérablement améliorée.

Depuis, elle a fait trois nouvelles saisons, chacune accompagnée d'une amélioration du rhumatisme sans changements manifestes du côté du cœur. Le rhumatisme étant guéri, le malade a une existence relativement facile malgré l'état du cœur. Je n'ai pas eu de ces nouvelles depuis 3 ans.

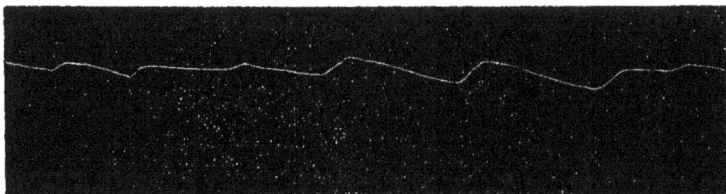

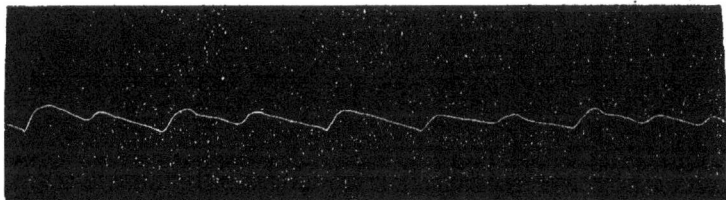

J'ai intercalé dans le texte quelques tracés sphymographiques destinés à montrer la gravité de la maladie du cœur et l'inocuité de la cure thermale, même quand la lésion était incurable et ne pouvait rétrocéder.

Il aurait peut-être été préférable de montrer des tracés avant, pendant et après la cure. Mais, outre la difficulté qu'il y a à avoir ces observations absolument complètes dans une station thermale où les malades, nous échappent après leur départ, les modifications imprimées aux tracés du pouls, par le fait de la cure thermale (voir page 26) sont tels, que j'aurai certainement induit en erreur le lecteur en lui montrant des modifications plus apparentes que réelles et ne concordant pas toujours avec les faits conscieusement et cliniquement observés.

Comme on le voit par ces observations, la maladie du cœur à son début peut être arrêtée et même guérie. Parmi les observations de guérison citées, peu offrent tous les signes d'une maladie du cœur avancée ; cela se comprend, il s'agit la plupart du temps d'affections récentes qui n'ont pas encore eu le temps d'imprimer à la maladie du cœur toute sa caractéristique, et de là souvent l'absence de signes fournis par le sphymographe ; mais les quelques symptômes cités sont précis, certains, et la maladie qui, à son arrivée à Aix, se manifestait par des désordres encore peu marqués, aurait certainement pris une gravité plus grande, soit par le fait de la marche fatale, graduelle de la maladie, soit que de nouvelles poussées de rhumatisme soient venues ajouter leur contingent de désordres à la lésion ancienne. Aussi, à ce sujet, je crois nécessaire de faire une remarque importante. Un malade, et surtout un enfant, est atteint d'une attaque de rhumatisme articulaire aigu avec complication cardiaque, il vient faire une saison à Aix, quelquefois deux, il paraît complètement guéri de son rhumatisme articulaire, de son affection cardiaque, il supprime non seulement tout traitement thermal, mais encore il néglige les précautions hygiéniques indispensables à toute personne rhumatisante. Un nouveau rhumatisme survient; le cœur qui avait été primitivement atteint, et qui même avait conservé quelques traces de la lésion primitive est repris plus gravement que la première fois, et on a alors à subir toutes les conséquences d'une maladie de cœur grave et incurable. Aussi, en dehors des précautions hygiéniques qu'il est absolument nécessaire de suivre, je crois qu'il est prudent de revenir aux eaux thermales pendant trois, quatre et même quelque fois plusieurs années, dans le but, non seulement de guérir les maladies rhumatismales qui persistent, mais encore de prévenir les nouvelles poussées qui peuvent se faire sur le cœur. Il n'est pas absolument nécessaire de revenir aux eaux deux, trois années consécutives, on peut laisser un espace d'une année ou deux au plus entre chaque cure. C'est au médecin traitant habituel à être juge de l'opportunité du moment où elle doit être suivie.

Un médicament qui m'a rendu de grands services pour les malades atteints d'affections cardiaques, c'est l'iodure de sodium à la dose de 1 gramme pour les adultes et 60 centigrammes pour les enfants chaque jour, pris après la cure thermale pendant une période qui ne doit pas être moindre de 3 mois. Son action paraît si manifeste, qu'on aurait pu attribuer quelques unes des guérisons à son emploi, si la plupart des malades dont j'ai cité les observations n'avaient été guéris, alors que ce puissant médicament n'était pas encore connu.

Dans ces dernières années, il est devenu de mode d'aller aux bains de mer. Autant ces bains de mer sont nécessaires pour reconstituer un organisme affaibli, soit par le séjour dans les grandes villes, soit surtout par le travail excessif qu'on demande aux enfants, autant je les crois dangereux pour les rhumatisants et surtout pour les enfants quand le cœur a été malade sous l'influence du rhumatisme, et surtout quand l'attaque a eu lieu à une date relativement récente.

Cependant le bord de la mer peut quelquefois être utile quand, par des traitements bien suivis, le tempéramment rhumatismal a été modifié, et si dans ces cas l'eau de la mer est indiquée pour une autre diathèse, c'est au bain chaud ou tiéde qu'il faut avoir recours, en ayant soin après le bain de faire coucher le malade, au moins une demi heure dans un lit préalablement chauffé. Les bains sont nécessaires aux rhumatisants pour faciliter et régulariser les fonctions de la peau, même quand le cœur a été atteint, mais ils ne peuvent être utiles qu'à la condition de prendre toutes les précautions nécessaires pour éviter le refroidissement ; et si je parle de la nécessité de se coucher après le bain, ce n'est pas seulement pour éviter le refroidissement possible, mais encore un malade ne peut être bien débarrassé de l'eau que sa peau a nécessairement absorbée dans le bain, c'est-à-dire séché, qu'en restant quelques instants dans un lit chauffé.

Les accès de suffocation étant fréquents quand un cardiopathe entre dans un bain, il est nécessaire de le surveiller pendant toute la durée du bain et surtout au moment de son immersion dans l'eau, mais le plus possible il faut éviter leur emploi toutes les fois que le cœur est gravement atteint.

En résumé :

1º Les malades affectés d'une lésion organique du cœur de nature endocarditique à son début, doivent suivre un traitement aux eaux thermales d'Aix. Le plus possible, les malades seront envoyés aux eaux dans le mois qui suit la poussée aiguë du rhumatisme.

2º Doivent être envoyés aux eaux les malades qui, ayant une maladie du cœur relativement récente, datant de plusieurs mois ou même d'une année, sont sujets à des atteintes fréquentes de rhumatisme articulaire aigu ou subaigu, qui sont une menace permanente d'une poussée sur le cœur.

3º Peuvent être envoyés aux eaux, mais exceptionnellement, les malades atteints d'une affection cardiaque déjà ancienne, assez avancée pour se traduire par des signes sphymographiques, mais chez qui les organes essentiels de la vie fonctionnent encore assez régulièrement pour ne pas avoir de craintes des complications immédiates pouvant être un danger de mort, en un mot, les malades chez qui la compensation se fait assez régulièrement.

4º Il est absolument interdit d'envoyer aux eaux les malades atteints de maladie du cœur de nature endartéritique ceux dont les parois du cœur sont altérées ou ceux dont la lésion, quoique d'origine rhumatismale, est assez avancée pour faire craindre des complications immédiates du côté des organes essentiels à la vie, poumons, foie et reins.

5° Après l'âge de 60 ans, à moins de cas tout-à-fait spéciaux, les malades atteints d'affections du cœur ne doivent pas être envoyés aux eaux thermales.

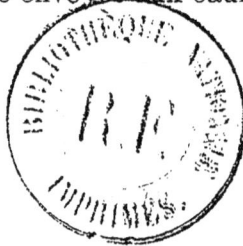

Aix-les-Bains. — Imprimerie A. Gérente, rue de Genève.

www.ingramcontent.com/pod-product-compliance
Lightning Source LLC
Chambersburg PA
CBHW050525210326
41520CB00012B/2437